58 Recetas Únicas Para el Cáncer de Próstata:

Soluciones Caseras Naturales Que Harán su Cuerpo Más Fuerte y Saludable Para Combatir las Células Cancerígenas

Por

Joe Correa CSN

DERECHOS DE AUTOR

Esta publicación está diseñada para proveer información precisa y autoritaria respecto al tema en cuestión. Es vendido con el entendimiento de que ni el autor ni el editor están envueltos en brindar consejo médico. Si éste fuese necesario, consultar con un doctor. Este libro es considerado una guía y no debería ser utilizado en ninguna forma perjudicial para su salud. Consulte con un médico antes de iniciar este plan nutricional para asegurarse que sea correcto para usted.

RECONOCIMIENTOS

Este libro está dedicado a mis amigos y familiares que han tenido una leve o grave enfermedad, para que puedan encontrar una solución y hacer los cambios necesarios en su vida.

58 Recetas Únicas Para el Cáncer de Próstata:

Soluciones Caseras Naturales Que Harán su Cuerpo Más Fuerte y Saludable Para Combatir las Células Cancerígenas

Por

Joe Correa CSN

CONTENIDOS

ACERCA DEL AUTOR

Luego de años de investigación, honestamente creo en los efectos positivos que una nutrición apropiada puede tener en el cuerpo y la mente. Mi conocimiento y experiencia me han ayudado a vivir más saludablemente a lo largo de los años y los cuales he compartido con familia y amigos. Cuanto más sepa acerca de comer y beber saludable, más pronto querrá cambiar su vida y sus hábitos alimenticios.

La nutrición es una parte clave en el proceso de estar saludable y vivir más, así que empiece ahora. El primer paso es el más importante y el más significativo.

INTRODUCCIÓN

58 Recetas Únicas Para el Cáncer de Próstata: Soluciones Caseras Naturales Que Harán su Cuerpo Más Fuerte y Saludable Para Combatir las Células Cancerígenas

Por Joe Correa CSN

La próstata es una glándula vital en el sistema reproductor masculino, que se envuelve alrededor de la uretra masculina. Su función principal es secretar un fluido alcalino que constituye cerca de 30% del volumen del semen. Sin embargo, los problemas de próstata son uno de los problemas de salud más comunes en los hombres. El hecho de que uno de cada siete hombres será diagnosticado con cáncer de próstata es simplemente sorprendente. Esta enfermedad extremadamente seria es la tercera causa de muerte por cáncer en Estados Unidos. Estas estadísticas sugieren que cuidar de su salud reproductiva y reconocer los síntomas del cáncer de próstata es vital para prevenir estas complicaciones.

Los síntomas más comunes de los problemas de próstata y de cáncer incluyen anormalidades al orinar, dolor, eyaculación dolorosa, dolor pélvico o abdominal, disfunción eréctil, inflamación extrema y sangre en la orina o semen. A pesar de que no todos estos síntomas indican cáncer de próstata, podrían ser un signo de condiciones médicas serias que requieran una intervención médica inmediata. El cáncer de próstata sólo puede ser diagnosticado por una biopsia de tejido.

La pregunta es: ¿qué puede hacer para prevenir el cáncer de próstata? La respuesta nace en una dieta apropiada. Nuestro cuerpo es un organismo verdaderamente fantástico que tiene la habilidad de defenderse y curarse a sí mismo. Es por ello que es crucial ayudar a su sistema inmune para que pueda fortalecerse e impulsar su salud general.

Comer las cantidades correctas de frutas y vegetales reducirá definitivamente el riesgo de contraer cáncer de próstata. La cantidad diaria recomendada de frutas y vegetales frescos es de 4-5 tazas. La mayoría de las personas tienen cronogramas ocupados, y es por ello que definitivamente creo que los jugos son una gran opción. A pesar de que muchos tipos de frutas y vegetales son extremadamente saludables, saber cuáles combinar para obtener el máximo beneficio es clave. Las frutas y verduras verdes, rojas y naranjas están repletas de carotenoides, que son especialmente beneficiosos para el cáncer de próstata. Algunos de los mejores ingredientes para jugos incluyen: espinaca, col rizada, verdes de diente de león, naranjas, pomelos, bayas, zanahorias y tomates. Estas frutas y verduras sabrosas son la base de las recetas en este libro. La mayoría de estos ingredientes tienen un sabor relativamente neutral, y pueden ser combinados simplemente con hierbas y especies diferentes para un sabor magnífico.

Estos jugos son poderosos para impulsar su sistema inmune en solo unos días, y ayudarlo a prevenir el cáncer de próstata.

58 RECETAS ÚNICAS PARA EL CÁNCER DE PRÓSTATA: SOLUCIONES CASERAS NATURALES QUE HARÁN SU CUERPO MÁS FUERTE Y SALUDABLE PARA COMBATIR LAS CÉLULAS CANCERÍGENAS

1.   Jugo de Tomate y Remolacha

Ingredientes:

4 tomates cherry, por la mitad

2 remolachas enteras, en rodajas

1 taza de berro, en trozos

1 rama de romero

1 onza de agua

Preparación:

Lavar los tomates y remover las ramas. Cortar por la mitad y dejar a un lado.

Lavar y recortar las remolachas. Remover las partes verdes y cortar en rodajas. Dejar a un lado.

Poner el berro en un colador y lavar bajo agua fría. Romper con las manos y dejar a un lado.

Combinar los tomates, remolacha, berro y romero en una licuadora. Procesar y transferir a un vaso. Añadir agua, y sazonar con sal de ser necesario.

Refrigerar por 10 minutos antes de servir.

Información nutricional por porción: Kcal: 63, Proteínas: 4.1g, Carbohidratos: 18.7g, Grasas: 0.4g

2. Jugo de Zanahoria y Apio

Ingredientes:

1 zanahoria grande, en rodajas

1 apio grande, en trozos

1 taza de col rizada fresca, en trozos

1 manzana Granny Smith pequeña, sin centro

1 cucharada de miel líquida

Preparación:

Lavar y pelar la zanahoria. Cortar en rodajas finas y dejar a un lado.

Lavar el apio y trozarlo. Dejar a un lado.

Lavar la col rizada bajo agua fría. Colar y romper con las manos. Dejar a un lado.

Lavar la manzana y cortarla por la mitad. Remover el centro y trozar. Dejar a un lado.

Combinar la zanahoria, apio, col y manzana en una licuadora. Procesar y transferir a un vaso. Añadir la miel

Agregar hielo y servir inmediatamente.

Información nutricional por porción: Kcal: 179, Proteínas: 4.6g, Carbohidratos: 34.3g, Grasas: 1.1g

3. Jugo de Espárragos y Pomelo

Ingredientes:

1 taza de espárragos, recortados y en trozos

1 pomelo entero, sin piel

1 lima entera, sin piel

1 puerro entero, en trozos

1 onza de agua

Preparación:

Lavar los espárragos y recortar. Trozar en piezas pequeñas y dejar a un lado.

Pelar el pomelo y dividir en gajos. Cortar cada gajo por la mitad y dejar a un lado.

Pelar la lima y cortarla por la mitad. Dejar a un lado.

Lavar el puerro y trozarlo. Dejar a un lado.

Combinar los espárragos, pomelo, lima y puerro en una licuadora. Procesar y transferir a un vaso. Añadir el agua.

Agregar miel si lo desea.

Refrigerar por 10 minutos antes de servir.

Información nutricional por porción: Kcal: 161, Proteínas: 6.3g, Carbohidratos: 47.7g, Grasas: 0.8g

4.   Jugo de Diente de León

Ingredientes:

1 taza de verdes de diente de león frescos, en trozos

2 tallos de apio medianos, en trozos

1 limón entero, sin piel

1 manzana Granny Smith pequeña, sin centro

1 taza de pepino, en rodajas

Preparación:

Lavar los verdes de diente de león y romper con las manos. Dejar a un lado.

Lavar el apio y trozarlo. Dejar a un lado.

Pelar el limón y cortarlo por la mitad. Dejar a un lado.

Lavar la manzana y cortarla por la mitad. Remover el centro y trozar. Dejar a un lado.

Lavar el pepino y cortar en rodajas finas. Rellenar una taza y reservar el resto.

Combinar los dientes de león, apio, limón, manzana y pepino en una licuadora, y pulsar.

Transferir a un vaso y añadir hielo picado antes de servir.

Información nutricional por porción: Kcal: 97, Proteínas: 2.9g, Carbohidratos: 29.7g, Grasas: 0.7g

5.   Brócoli Banana Juice

Ingredientes:

1 taza de brócoli, en trozos

1 banana grande, en rodajas

1 manzana verde pequeña, sin centro

1 nudo de jengibre pequeño, sin piel

1 cucharada de miel líquida

Preparación:

Lavar el brócoli y recortar las capas externas. Cortar en trozos pequeños y rellenar un vaso medidor. Reservar el resto.

Pelar la banana y cortar en piezas pequeñas. Dejar a un lado.

Lavar la manzana y cortarla por la mitad. Remover el centro y trozar. Dejar a un lado.

Pelar el jengibre y dejar a un lado.

Combinar el brócoli, banana, manzana y jengibre en una licuadora y procesar. Transferir a un vaso y añadir la miel.

Refrigerar por 10 minutos antes de servir.

Información nutricional por porción: Kcal: 261, Proteínas: 4.8g, Carbohidratos: 57.7g, Grasas: 1.1g

6.   Jugo de Té Verde

Ingredientes:

1 cucharadita de té verde

2 cucharadas de agua caliente

2 kiwis enteros, sin piel

1 pera mediana, en trozos

1 taza de espinaca fresca, en trozos

1 taza de menta fresca, en trozos

1 lima entera, sin piel

Preparación:

Combinar el té verde y agua caliente en un tazón pequeño. Revolver y dejar reposar 3 minutos.

Pelar los kiwis y cortarlos por la mitad. Dejar a un lado.

Lavar la pera y remover el centro. Trozar y dejar a un lado.

Lavar la espinaca bajo agua fría. Romper con las manos y dejar a un lado.

Lavar la menta y picarla. Rellenar un vaso medidor y reservar el resto.

Pelar la lima y cortarla por la mitad. Dejar a un lado.

Combinar el té verde, kiwis, pera, espinaca, menta y lima en una licuadora. Pulsar, transferir a vasos y añadir hielo antes de servir.

Información nutricional por porción: Kcal: 195, Proteínas: 9.4g, Carbohidratos: 62.4g, Grasas: 2.1g

7.   Jugo de Granada y Espárragos

Ingredientes:

1 taza de semillas de granada

1 taza de espárragos frescos, recortados y en trozos

1 limón entero, sin piel

1 cucharada de miel líquida

1 onza de agua

Preparación:

Cortar la parte superior de la granada. Deslizar el cuchillo en cada membrana blanca. Remover las semillas y dejar a un lado.

Lavar los espárragos y recortar las puntas. Trozar y dejar a un lado.

Pelar el limón y cortarlo en cuartos. Dejar a un lado.

Combinar las semillas de granada, espárragos y limón en una licuadora. Pulsar, transferir a un vaso y añadir la miel y agua.

Servir con hielo.

Información nutricional por porción: Kcal: 145, Proteínas: 5.1g, Carbohidratos: 26.8g, Grasas: 1.3g

8.   Jugo de Espinaca y Tomate

Ingredientes:

1 taza de espinaca fresca, en trozos

6 tomates cherry, por la mitad

1 taza de pepino, en rodajas

1 nudo de jengibre pequeño, sin piel

¼ cucharadita de sal

Preparación:

Lavar la espinaca bajo agua fría. Colar y trozar. Dejar a un lado.

Lavar los tomates cherry y remover las ramas. Cortar por la mitad y dejar a un lado.

Lavar el pepino y cortar en rodajas finas. Rellenar un vaso medidor y reservar el resto.

Combinar la espinaca, tomates, pepino y jengibre en una licuadora, y pulsar. Transferir a un vaso y añadir sal.

Servir inmediatamente.

Información nutricional por porción: Kcal: 52, Proteínas: 7.4g, Carbohidratos: 14.5g, Grasas: 1.1g

9.   Jugo de Sandía y Arándanos

Ingredientes:

1 taza de sandía, en cubos

2 tazas de arándanos

1 lima entera, sin piel

1 taza de albahaca fresca, en trozos

¼ cucharadita de pimienta cayena, molida

1 onza de agua

Preparación:

Cortar un gajo grande de sandía. Pelar y cortar en cubos pequeños. Remover las semillas y dejar a un lado.

Poner los arándanos en un colador, lavar y dejar a un lado.

Pelar la lima y cortarla por la mitad. Dejar a un lado.

Lavar la albahaca y romperla con las manos. Dejar a un lado.

Combinar la sandía, arándanos, lima y albahaca en una licuadora. Procesar, transferir a un vaso y añadir la pimienta cayena y agua.

Refrigerar 10 minutos antes de servir.

Información nutricional por porción: Kcal: 198, Proteínas: 4.1g, Carbohidratos: 58.7g, Grasas: 1.4g

10. Jugo de Zanahoria y Ciruela

Ingredientes:

1 taza de zanahorias bebé, en rodajas

4 ciruela entera, en trozos

1 taza de Lechuga romana, rallada

1 taza de verdes de mostaza, en trozos

1 onza de agua

Preparación:

Lavar y pelar las zanahorias. Cortar en rodajas finas y rellenar un vaso medidor. Reservar el resto.

Lavar las ciruelas y cortarlas por la mitad. Remover el carozo y dejar a un lado.

Combinar la lechuga y verdes de mostaza en un colador grande. Lavar bajo agua fría. Rallar la lechuga, trozar los verdes, y dejar a un lado.

Combinar las zanahorias, ciruelas, lechuga y verdes de mostaza en una licuadora, y procesar. Transferir a un vaso y añadir el agua.

Servir frío.

Información nutricional por porción: Kcal: 128, Proteínas: 4.8g, Carbohidratos: 39.1g, Grasas: 1.3g

11. Jugo de Pimiento y Palta

Ingredientes:

2 pimientos rojos medianos, en trozos

1 taza de palta, en rodajas

1 taza de repollo morado, en trozos

1 puerro entero, en trozos

1 lima entera, sin piel

Preparación:

Lavar los pimientos y cortarlos por la mitad. Remover las semillas y cortarlos. Dejar a un lado.

Pelar la palta y cortarla por la mitad. Cortar en rodajas finas y reservar el resto en la nevera. Dejar a un lado.

Lavar el repollo y trozar. Dejar a un lado.

Lavar el puerro y trozarlo. Dejar a un lado.

Pelar la lima y cortar por la mitad. Dejar a un lado.

Combinar los pimientos, palta, repollo, puerro y lima en una licuadora y procesar. Transferir a un vaso y refrigerar por 15 minutos antes de servir.

Información nutricional por porción: Kcal: 327, Proteínas: 8.1g, Carbohidratos: 49.6g, Grasas: 22.5g

12. Jugo de Pomelo y Mango

Ingredientes:

1 pomelo entero, sin piel

1 taza de mango, en trozos

1 taza de menta fresca, en trozos

1 banana grande, sin piel

2 frutillas grandes, en trozos

Preparación:

Pelar el pomelo y dividirlo en gajos. Cortar cada gajo por la mitad y dejar a un lado.

Pelar el mango y trozarlo. Rellenar un vaso medidor y reservar el resto en la nevera. Dejar a un lado.

Lavar la menta y trozar. Dejar a un lado.

Pelar la banana y trozar. Dejar a un lado.

Lavar las frutillas y remover las ramas. Trozar y dejar a un lado.

Combinar el pomelo, mango, menta, banana y frutillas en una licuadora, y pulsar. Transferir a un vaso y añadir cubos de hielo antes de servir.

Información nutricional por porción: Kcal: 301, Proteínas: 5.9g, Carbohidratos: 88.5g, Grasas: 1.7g

13. Jugo de Remolacha y Lima

Ingredientes:

1 remolacha entera, en rodajas

1 limón entero, sin piel

1 taza de pepino, en rodajas

1 naranja mediana, sin piel

1 cucharada de miel líquida

Preparación:

Lavar la remolacha y recortar las partes verdes. Cortar en rodajas finas y dejar a un lado.

Pelar el limón y cortarlo en cuartos. Dejar a un lado.

Lavar el pepino y cortarlo en rodajas finas. Rellenar un vaso medidor y reservar el resto en la nevera.

Pelar la naranja y dividirla en gajos. Cortar cada gajo por la mitad y dejar a un lado.

Combinar la remolacha, limón, pepino y naranja en una licuadora, y pulsar. Transferir a un vaso y añadir la miel.

Agregar cubos de hielo y servir inmediatamente.

Información nutricional por porción: Kcal: 154, Proteínas: 3.5g, Carbohidratos: 30.5g, Grasas: 0.5g

14. Jugo de Frijoles Verdes

Ingredientes:

1 taza de frijoles verdes, en trozos

1 manzana Granny Smith mediana, sin centro

1 tallo de apio mediano, en trozos pequeños

1 taza de espinaca fresca, en trozos

Preparación:

Lavar los frijoles verdes y trozarlos. Rellenar un vaso medidor y reservar el resto.

Lavar la manzana y cortarla por la mitad. Remover el centro y trozar. Dejar a un lado.

Lavar el apio y trozarlo. Dejar a un lado.

Lavar la espinaca bajo agua fría. Trozar y rellenar un vaso medidor. Reservar el resto.

Combinar los frijoles verdes, manzana, apio y espinaca en una licuadora, y procesar. Transferir a vasos y añadir hielo antes de servir.

Información nutricional por porción: Kcal: 140, Proteínas: 8.5g, Carbohidratos: 37.3g, Grasas: 1.4g

15.   Jugo de Pimiento y Col Rizada

Ingredientes:

1 pimiento rojo mediano, en trozos

1 taza de col rizada fresca, en trozos

1 taza de perejil, en trozos

1 tallo de apio grande, en trozos

1 taza de pepino, en rodajas

1 onza de agua

Preparación:

Lavar el pimiento y cortarlo por la mitad. Remover las semillas y ramas. Trozar y dejar a un lado.

Lavar la col rizada bajo agua fría. Colar y trozar. Dejar a un lado.

Lavar el perejil y romper con las manos. Rellenar un vaso medidor y reservar el resto.

Lavar el apio y cortar en rodajas finas. Rellenar un vaso medidor y guardar el resto.

Combinar los pimientos, col rizada, perejil, apio y pepino en una licuadora, y pulsar. Transferir a vasos y añadir el agua. Agregar hielo y servir inmediatamente.

Información nutricional por porción: Kcal: 77, Proteínas: 6.6g, Carbohidratos: 20.6g, Grasas: 1.6g

16.   Jugo de Albahaca y Calabacín

Ingredientes:

1 taza de albahaca fresca, en trozos

1 calabacín mediano, en rodajas

1 limón entero, sin piel

1 lima entera, sin piel

1 onza de agua

Preparación:

Lavar la albahaca bajo agua fría. Colar y trozar. Dejar a un lado.

Lavar el calabacín y cortar en rodajas finas. Dejar a un lado.

Pelar el limón y la lima. Cortar en cuartos y dejar a un lado.

Combinar la albahaca, calabacín, limón y lima en una licuadora. Procesar. Transferir a vasos y añadir el agua.

Refrigerar por 10 minutos antes de servir.

Información nutricional por porción: Kcal: 50, Proteínas: 3.9g, Carbohidratos: 15.8g, Grasas: 0.9g

17.   Jugo de Arándanos y Uvas

Ingredientes:

1 taza de arándanos

1 taza de uvas negras

1 manzana dorada deliciosa pequeña, sin centro

¼ cucharadita de canela, molida

Preparación:

Lavar los arándanos usando un colador. Colar y dejar a un lado.

Lavar las uvas y rellenar un vaso medidor. Reservar el resto.

Lavar la manzana y cortarla por la mitad. Remover del centro y trozar. Dejar a un lado.

Combinar los arándanos, uvas y manzana en una licuadora, y procesar. Transferir a un vaso y añadir la canela.

Agregar cubos de hielo antes de servir.

Información nutricional por porción: Kcal: 191, Proteínas: 2.1g, Carbohidratos: 54.7g, Grasas: 1g

18.   Jugo de Mango y Frambuesa

Ingredientes:

1 taza de mango, en trozos

1 taza de frambuesas

1 durazno pequeño, sin carozo

3 damascos enteros, en trozos

Preparación:

Pelar el mango y cortar en trozos pequeños. Rellenar un vaso medidor y reservar el resto.

Lavar las frambuesas usando un colador. Colar y rellenar un vaso medidor. Reservar el resto en la nevera o congelador.

Lavar el durazno y cortarlo por la mitad. Remover el carozo y cortar en trozos pequeños. Dejar a un lado.

Lavar los damascos y cortar por la mitad. Remover los carozos y cortar en cuartos. Dejar a un lado.

Combinar el mango, frambuesas, durazno y damascos en una licuadora, y procesar. Transferir a vasos y refrigerar por 10 minutos antes de servir.

Puede decorar con menta fresca antes de servir.

Información nutricional por porción: Kcal: 206, Proteínas: 5.5g, Carbohidratos: 63.5g, Grasas: 2.1g

19. Jugo de Ananá y Remolacha

Ingredientes:

1 taza de ananá, en trozos

1 remolacha entera, en rodajas

1 naranja pequeña, en gajos

2 cucharadas de agua de coco

¼ cucharadita de jengibre, molido

Preparación:

Cortar la parte superior del ananá y pelarlo. Trozar y rellenar un vaso medidor. Reservar el resto en la nevera.

Lavar y recortar la remolacha. Trozar y dejar a un lado.

Pelar la naranja y dividirla en gajos. Cortar cada gajo por la mitad y dejar a un lado.

Combinar el ananá, remolacha y naranja en una licuadora. Pulsar y transferir a vasos. Añadir el agua de coco y jengibre.

Agregar hielo picado y servir inmediatamente.

Información nutricional por porción: Kcal: 135, Proteínas: 3.1g, Carbohidratos: 40.7g, Grasas: 0.5g

20. Jugo de Kiwi y Banana

Ingredientes:

3 kiwis enteros, sin piel

1 banana grande, en trozos

1 frutilla grande, en trozos

1 manzana pequeña, sin centro

¼ cucharadita de canela, molida

Preparación:

Pelar los kiwis y cortarlos por la mitad. Dejar a un lado.

Pelar la banana y trozar. Dejar a un lado.

Lavar la frutilla y remover las hojas. Trozar y dejar a un lado.

Lavar la manzana y cortarla por la mitad. Remover el centro y trozar. Dejar a un lado.

Combinar el kiwi, banana, frutilla y manzana en una licuadora. Pulsar, transferir a un vaso y añadir la canela.

Refrigerar por 10 minutos antes de servir.

Información nutricional por porción: Kcal: 292, Proteínas: 4.4g, Carbohidratos: 85g, Grasas: 1.9g

21.   Jugo de Palta y Limón

Ingredientes:

1 taza de palta, en cubos

1 limón entero, sin piel

1 taza de arándanos agrios

1 taza de pepino, en rodajas

1 taza de cerezas, sin carozo

Preparación:

Pelar la palta y cortarla en cubos. Rellenar un vaso medidor y reservar el resto en la nevera. Dejar a un lado.

Lavar los arándanos y dejar a un lado.

Lavar el pepino y cortar en rodajas finas. Rellenar un vaso medidor y reservar el resto.

Lavar las cerezas y cortarlas por la mitad. Remover los carozos y dejar a un lado.

Combinar la palta, arándanos agrios, pepino y cerezas en una licuadora, y procesar. Transferir a un vaso y añadir hielo antes de servir.

Información nutricional por porción: Kcal: 321, Proteínas: 5.8g, Carbohidratos: 54.4g, Grasas: 22.6g

22. Jugo de Granada y Arándanos

Ingredientes:

1 taza de semillas de granada

1 taza de moras

1 limón entero, sin piel

1 zanahoria mediana, en rodajas

1 onza de agua

Preparación:

Cortar la parte superior de la granada. Bajar hacia las membranas blancas. Remover las semillas a un vaso medidor y dejar a un lado.

Lavar las moras en un colador. Rellenar el vaso medidor y reservar el resto. Dejar a un lado.

Pelar el limón y cortarlo por la mitad. Dejar a un lado.

Lavar y pelar la zanahoria. Cortarla en rodajas finas y dejar a un lado.

Combinar las semillas de granada, moras, limón y zanahoria en una licuadora. Pulsar y transferir a vasos.

Añadir hielo o refrigerar unos minutos antes de servir.

Información nutricional por porción: Kcal: 119, Proteínas: 4.6g, Carbohidratos: 41.3g, Grasas: 2.1g

23. Jugo de Apio y Col Rizada

Ingredientes:

1 taza de apio, en trozos

1 taza de col rizada fresca, en trozos

1 taza de menta fresca, en trozos

1 lima entera, sin piel

1 manzana Granny Smith pequeña, sin centro

Preparación:

Lavar el apio y trozarlo. Rellenar un vaso medidor y dejar a un lado.

Combinar la col y menta en un colador. Lavar bajo agua fría, colar y romper con las manos. Dejar a un lado.

Pelar la lima y cortarla. Dejar a un lado.

Lavar la manzana y cortarla por la mitad. Remover el centro y trozar. Dejar a un lado.

Combinar el apio, col rizada, menta, lima y manzana en una licuadora, y procesar. Transferir a vasos y añadir hielo antes de servir.

Información nutricional por porción: Kcal: 121, Proteínas: 5.3g, Carbohidratos: 35.8g, Grasas: 1.3g

24. Jugo de Batata y Calabacín

Ingredientes:

1 taza de batatas, en cubos

1 calabacín pequeño, en rodajas

1 manzana pequeña, sin centro

¼ cucharadita de jengibre, molido

Preparación:

Pelar la batata y cortarla en cubos. Rellenar un vaso medidor y reservar el resto.

Pelar el calabacín y cortarlo en rodajas finas. Dejar a un lado.

Lavar la manzana y cortarla por la mitad. Remover el centro y trozar. Dejar a un lado.

Combinar las batatas, calabacín y manzana en una licuadora. Procesar, transferir a un vaso y añadir el jengibre.

Refrigerar 10 minutos antes de servir.

Información nutricional por porción: Kcal: 181, Proteínas: 4.2g, Carbohidratos: 50.1g, Grasas: 0.7g

25. Jugo de Damasco y Ciruela

Ingredientes:

2 damascos enteros, sin carozo

2 ciruelas enteras, en trozos

1 taza de cerezas, sin carozo

1 naranja pequeña, sin piel

1 cucharada de agua de coco

Preparación:

Lavar los damascos y cortarlos por la mitad. Remover los carozos y trozar. Dejar a un lado.

Lavar las ciruelas y cortarlas por la mitad. Remover los carozos y trozar. Dejar a un lado.

Lavar las cerezas usando un colador. Remover los carozos y dejar a un lado.

Pelar la naranja y dividirla en gajos. Cortar cada gajo por la mitad y dejar a un lado.

Combinar los damascos, ciruelas, cerezas y naranja en una licuadora, y procesar. Transferir a un vaso y añadir el agua de coco.

Refrigerar por 10 minutos antes de servir.

Información nutricional por porción: Kcal: 191, Proteínas: 4.3g, Carbohidratos: 56.3g, Grasas: 1.1g

26. Jugo de Hinojo y Brócoli

Ingredientes:

1 taza de hinojo, en trozos

1 taza de brócoli, en trozos

1 taza de Brotes de Bruselas, por la mitad

1 taza de berro, en trozos

1 taza de pepino, en rodajas

Preparación:

Lavar el hinojo y recortar las hojas externas. Cortar en trozos pequeños y rellenar un vaso medidor. Reservar el resto.

Lavar el brócoli y cortarlo en trozos pequeños. Rellenar un vaso medidor y reservar el resto. Dejar a un lado.

Lavar los brotes de Bruselas y recortar las hojas externas. Cortar por la mitad y dejar a un lado.

Lavar el berro bajo agua fría. Colar y romper con las manos. Dejar a un lado.

Lavar el pepino y cortarlo en rodajas finas. Rellenar un vaso medidor y reservar el resto.

Combinar el hinojo, brócoli, brotes de Bruselas, berro y pepino en una licuadora. Procesar, transferir a un vaso y refrigerar por 10 minutos antes de servir.

Información nutricional por porción: Kcal: 72, Proteínas: 7.7g, Carbohidratos: 22.6g, Grasas: 0.8g

27. Jugo de Arándanos Agrios y Pera

Ingredientes:

1 taza de arándanos agrios

1 pera mediana, en trozos

1 limón entero, sin piel

½ taza de frutillas, en rodajas

1 nudo de jengibre pequeño, sin piel

1 onza de agua

Preparación:

Lavar los arándanos agrios y rellenar un vaso medidor. Dejar a un lado.

Lavar la pera y cortarla por la mitad. Remover el centro y cortar en trozos pequeños. Dejar a un lado.

Pelar el limón y cortarlo por la mitad. Dejar a un lado.

Lavar las frutillas y remover las hojas. Cortar en trozos pequeños y rellenar un vaso medidor. Dejar a un lado.

Pelar el nudo de jengibre y dejar a un lado.

Combinar los arándanos agrios, pero, limón, frutillas y jengibre en una licuadora y pulsar. Transferir a vasos y añadir el agua.

Servir fría.

Información nutricional por porción: Kcal: 143, Proteínas: 2.4g, Carbohidratos: 52.7g, Grasas: 0.8g

28. Jugo de Verdes de Remolacha y Zanahoria

Ingredientes:

1 taza de verdes de remolacha, en trozos

1 zanahoria grande, en rodajas

1 naranja mediana, sin piel

1 taza de cantalupo, en trozos

¼ cucharadita de jengibre, molido

Preparación:

Lavar los verdes de remolacha bajo agua fría. Colar y romper con las manos. Dejar a un lado.

Lavar la zanahoria y cortarla en rodajas finas. Dejar a un lado.

Pelar la naranja y dividirla en gajos. Cortar cada gajo por la mitad y dejar a un lado.

Cortar el cantalupo por la mitad. Remover las semillas y cortar un gajo grande. Pelarlo y trozar. Rellenar un vaso medidor y reservar el resto en la nevera.

Combinar los verdes de remolacha, zanahoria, naranja y cantalupo en una licuadora, y pulsar. Transferir a un vaso y añadir el jengibre.

Servir frío.

Información nutricional por porción: Kcal: 99, Proteínas: 3.5g, Carbohidratos: 30.5g, Grasas: 0.6g

29.   Jugo de Verdes de Ensalada y Pepino

Ingredientes:

2 tazas de verdes de ensalada, en trozos

1 taza de pepino, en rodajas

1 lima entera, sin piel

1 taza de Acelga, en trozos

1 tallo de apio grande, en trozos

1 onza de agua

¼ cucharadita de sal

Preparación:

Combinar los verdes de ensalada y la acelga en un colador grande. Lavar bajo agua fría y colar. Trozar y dejar a un lado.

Lavar el pepino y cortarlo en rodajas finas. Rellenar un vaso medidor y reservar el resto en la nevera.

Pelar la lima y cortarla por la mitad. Dejar a un lado.

Lavar el pio y cortarlo en piezas pequeñas. Dejar a un lado.

Combinar los verdes de ensalada, pepino, lima, acelga y apio en una licuadora, y pulsar. Transferir a un vaso y añadir el agua y sal. Refrigerar por 10 minutos antes de servir.

Información nutricional por porción: Kcal: 40, Proteínas: 3.8g, Carbohidratos: 12.7g, Grasas: 0.7g

30.   Jugo de Calabaza y Pimiento

Ingredientes:

1 taza de calabaza, en cubos

1 pimiento amarillo grande, en trozos

1 calabacín pequeño, en rodajas

¼ cucharadita de canela, molida

Preparación:

Cortar la calabaza por la mitad. Remover las semillas y cortar un gajo grande. Pelarlo y rellenar un vaso medidor. Envolver el resto en papel film y refrigerar.

Lavar el pimiento y cortarlo por la mitad. Remover las semillas y rama. Trozar y dejar a un lado.

Lavar el calabacín y cortar en rodajas finas. Dejar a un lado.

Combinar la calabaza, pimiento y calabacín en una licuadora, y pulsar. Transferir a un vaso y añadir la canela.

Refrigerar por 10 minutos antes de servir.

Información nutricional por porción: Kcal: 86, Proteínas: 4.5g, Carbohidratos: 22.9g, Grasas: 0.9g

31.   Jugo de Col y Apio

Ingredientes:

1 taza de col rizada fresca, en trozos

2 tallos de apio medianos, en trozos

1 manzana pequeña, sin centro

1 taza de Lechuga romana, rallada

Preparación:

Lavar la col rizada bajo agua fría. Colar y trozar en piezas pequeñas. Dejar a un lado.

Lavar los tallos de apio y trozarlos. Dejar a un lado.

Lavar la manzana y cortarla por la mitad. Remover el centro y trozar. Dejar a un lado.

Lavar la lechuga y rallarla. Rellenar un vaso medidor y reservar el resto.

Combinar la col, apio, manzana y lechuga en una licuadora, y pulsar. Transferir a un vaso y añadir hielo antes de servir.

Información nutricional por porción: Kcal: 103, Proteínas: 4.6g, Carbohidratos: 29.4g, Grasas: 1.2g

32. Jugo de Melón y Lima

Ingredientes:

1 gajo de melón dulce mediano

1 lima entera, sin piel

1 manzana Granny Smith pequeña, sin centro

1 banana grande, sin piel

¼ cucharadita de canela, molida

Preparación:

Cortar un gajo grande de melón y pelarlo. Remover las semillas y trozar. Envolver el resto en papel film y refrigerar.

Pelar la lima y cortarla por la mitad. Dejar a un lado.

Lavar la manzana y cortarla por la mitad. Remover el centro y trozar. Dejar a un lado.

Pelar la banana y trozar. Dejar a un lado.

Combinar el melón, lima, manzana y banana en una licuadora, y pulsar. Transferir a un vaso y añadir la canela.

Refrigerar 10 minutos antes de servir.

Información nutricional por porción: Kcal: 226, Proteínas: 4.6g, Carbohidratos: 29.4g, Grasas: 1.2g

33.   Jugo de Guayaba y Cereza

Ingredientes:

1 guayaba entera, sin piel

1 taza de cerezas, sin carozo

1 naranja mediana, en gajos

1 damasco entero, sin carozo

Preparación:

Pelar la guayaba y cortarla en piezas pequeñas. Dejar a un lado.

Lavar las cerezas usando un colador. Remover las ramas y cortar por la mitad. Quitar los carozos y rellenar un vaso medidor. Dejar a un lado.

Pelar la naranja y dividirla en gajos. Cortar cada gajo por la mitad y dejar a un lado.

Lavar el damasco y cortarlo por la mitad. Remover el carozo y trozarlo. Dejar a un lado.

Combinar la guayaba, cerezas, naranja y damasco en una licuadora, y pulsar. Transferir a un vaso y añadir hielo.

Servir inmediatamente.

Información nutricional por porción: Kcal: 173, Proteínas: 4.7g, Carbohidratos: 51.8g, Grasas: 1.1g

34. Jugo de Mango y Kiwi

Ingredientes:

1 taza de mango, en trozos

1 kiwi entero, sin piel

1 taza de espinaca fresca, en trozos

1 nudo de jengibre pequeño, sin piel

2 cucharadas de agua de coco

Preparación:

Pelar el mango y trozarlo. Rellenar un vaso medidor y reservar el resto en la nevera.

Pelar el kiwi y cortarlo por la mitad. Dejar a un lado.

Lavar la espinaca bajo agua fría. Colar y trozar. Dejar a un lado.

Pelar el nudo de jengibre y dejar a un lado.

Combinar el mango, kiwi, espinaca y jengibre en una licuadora, y pulsar. Transferir a un vaso y añadir el agua de coco. Refrigerar 10 minutos antes de servir.

Información nutricional por porción: Kcal: 190, Proteínas: 9.1g, Carbohidratos: 53.6g, Grasas: 2.2g

35.   Jugo de Granada y Ciruelas

Ingredientes:

1 taza de semillas de granada

2 ciruelas enteras, sin carozo

1 manzana dorada deliciosa pequeña, sin centro

1 frutilla grande, en trozos

Preparación:

Cortar la parte superior de la granada. Bajar hacia cada membrana blanca. Remover las semillas y ponerlas en un vaso medidor. Dejar a un lado.

Lavar las ciruelas y cortar por la mitad. Remover los carozos y cortar en piezas pequeñas. Dejar a un lado.

Lavar la frutilla y remover las hojas. Cortar en piezas pequeñas y dejar a un lado.

Combinar las semillas de granada, ciruelas, manzana y frutilla en una licuadora, y pulsar. Transferir a un vaso y añadir hielo picado.

Servir inmediatamente.

Información nutricional por porción: Kcal: 176, Proteínas: 2.8g, Carbohidratos: 50.3g, Grasas: 1.6g

36.   Jugo de Sandía y Arándanos Agrios

Ingredientes:

1 taza de sandía, en trozos

1 taza de arándanos agrios enteros

1 limón entero, sin piel

1 taza de menta fresca, en trozos

1 cucharada de miel líquida

Preparación:

Cortar la sandía longitudinalmente. Para una taza, necesitará una rebanada grande. Pelar y trozar. Remover las semillas y dejar a un lado. Reservar el resto para otros jugos.

Lavar los arándanos agrios usando un colador. Rellenar un vaso medidor y reservar el resto en la nevera.

Pelar el limón y cortarlo por la mitad. Dejar a un lado.

Lavar la menta y trozarla. Dejar a un lado.

Combinar la sandía, arándanos agrios, limón y menta en una licuadora, y pulsar. Transferir a un vaso y añadir la miel.

Agregar algunos cubos de hielo y servir inmediatamente.

Información nutricional por porción: Kcal: 93, Proteínas: 2.9g, Carbohidratos: 32.8g, Grasas: 0.7g

37. Jugo de Uva y Ananá

Ingredientes:

1 taza de uvas negras

1 taza de ananá, en trozos

1 cucharadita de extracto de vainilla

Preparación:

En una olla profunda, combinar las uvas y 1 taza de agua. Hervir a fuego medio/alto, revolviendo ocasionalmente. Añadir el extracto de vainilla y remover del fuego. Dejar enfriar completamente.

Cortar la parte superior del ananá. Pelarlo y cortar en rodajas finas. Rellenar el vaso medidor y reservar el resto.

Combinar la mezcla de uva y ananá en una licuadora, y pulsar. Transferir a un vaso y refrigerar por 20 minutos antes de servir.

Decorar con menta fresca.

Información nutricional por porción: Kcal: 200, Proteínas: 2.1g, Carbohidratos: 57g, Grasas: 0.8g

38.   Jugo de Tomate y Apio

Ingredientes:

5 tomates cherry, por la mitad

1 tallo de apio grande, en trozos

1 taza de pepino, en rodajas

1 taza de perejil fresco, en trozos

¼ cucharadita de sal

¼ cucharadita de pimienta negra, molida

½ cucharadita de Salsa Tabasco

1 onza de agua

Preparación:

Lavar los tomates cherry y remover las ramas. Cortar cada tomate por la mitad y dejar a un lado.

Lavar el tallo de apio y trozarlo. Dejar a un lado.

Lavar el pepino y cortar en rodajas finas. Rellenar un vaso medidor y reservar el resto.

Poner el perejil en un colador y lavarlo. Colar y trozar. Dejar a un lado.

Combinar los tomates cherry, api, pepino y perejil en una licuadora, y pulsar. Transferir a un vaso y añadir la sal, pimienta, salsa tabasco y agua.

Servir inmediatamente.

Información nutricional por porción: Kcal: 38, Proteínas: 3.3g, Carbohidratos: 10.9g, Grasas: 0.8g

39. Jugo de Arándanos y Jengibre

Ingredientes:

2 tazas de arándanos

1 nudo de jengibre pequeño, sin piel y en trozos

1 naranja sangre mediana, sin piel

1 taza de uvas negras

Preparación:

Poner los arándanos en un colador. Lavar bajo agua y colar. Rellenar un vaso medidor y reservar el resto en la nevera.

Pelar el jengibre y cortarlo en piezas pequeñas. Dejar a un lado.

Pelar la naranja y dividirla en gajos. Cortar cada gajo por la mitad y dejar a un lado.

Lavar las uvas y rellenar un vaso medidor. Dejar a un lado.

Combinar los arándanos, jengibre, naranja y uvas en una licuadora, y pulsar. Transferir a un vaso y añadir cubos de hielo antes de servir.

Información nutricional por porción: Kcal: 254, Proteínas: 4.1g, Carbohidratos: 75.2g, Grasas: 1.5g

40. Jugo de Palta y Papaya

Ingredientes:

1 taza de palta, en cubos

1 papaya pequeña, en trozos

1 taza de cerezas, por la mitad

1 limón entero, sin piel

¼ cucharadita de canela, molida

1 onza de agua

Preparación:

Pelar la palta y cortarla por la mitad. Remover el carozo y cortar en cubos pequeños. Rellenar un vaso medidor y reservar el resto.

Pelar la papaya y cortarla en trozos pequeños. Dejar a un lado.

Pelar el limón y cortarlo por la mitad. Dejar a un lado.

Combinar la palta, papaya y limón en una licuadora, y pulsar. Transferir a un vaso y añadir la canela y agua.

Refrigerar por 15 minutos antes de servir.

Información nutricional por porción: Kcal: 343, Proteínas: 5.8g, Carbohidratos: 57.3g, Grasas: 22.8g

41.   Jugo de Calabaza y Manzana

Ingredientes:

1 taza de calabaza, en cubos

1 manzana Granny Smith pequeña, sin centro

1 zanahoria mediana, en rodajas

1 taza de pepino, en rodajas

¼ cucharadita de canela, molida

¼ cucharadita de jengibre, molido

Preparación:

Cortar la calabaza por la mitad y remover las semillas. Lavar y cortar un gajo grande. Pelarlo, trozar en cubos y rellenar un vaso medidor. Reservar el resto en la nevera.

Lavar la manzana y cortarla por la mitad. Remover el centro y trozar. Dejar a un lado.

Lavar y pelar la zanahoria. Cortar en rodajas finas y dejar a un lado.

Lavar el pepino y cortarlo en rodajas finas. Rellenar un vaso medidor y reservar el resto.

Combinar la calabaza, manzana, zanahoria y pepino en una licuadora, y pulsar. Transferir a un vaso y añadir la canela y jengibre.

Refrigerar 10 minutos antes de servir.

Información nutricional por porción: Kcal: 121, Proteínas: 2.7g, Carbohidratos: 34.8g, Grasas: 0.6g

42.   Jugo de Durazno y Lima

Ingredientes:

2 duraznos grandes, sin carozo

1 lima entera, sin piel

1 taza de damascos, en rodajas

1 banana grande, sin piel

Preparación:

Lavar los duraznos y cortarlos por la mitad. Remover los carozos y cortar cada uno en trozos pequeños. Dejar a un lado.

Pelar la lima y trozarla. Reservar el jugo mientras se corta.

Lavar los damascos y cortarlos por la mitad. Remover los carozos y trozar. Rellenar un vaso medidor y dejar a un lado.

Pelar la banana y cortarla en trozos pequeños. Dejar a un lado.

Combinar los duraznos, lima, damascos y banana en una licuadora, y pulsar. Transferir a un vaso y añadir hielo picado antes de servir.

Información nutricional por porción: Kcal: 299, Proteínas: 7.2g, Carbohidratos: 86.5g, Grasas: 2g

43. Jugo de Alcachofa y Espinaca

Ingredientes:

1 alcachofa mediana, en trozos

1 taza de espinaca fresca, en trozos

1 taza de frijoles verdes, en trozos

1 pimiento verde pequeño, en rodajas

1 nudo de jengibre pequeño, sin piel y en rodajas

Preparación:

Recortar las hojas externas de la alcachofa usando un cuchillo afilado. Lavar y trozar. Dejar a un lado.

Usando un colador, lavar la espinaca bajo agua fría. Trozar y dejar a un lado.

Poner los frijoles en una olla profunda. Añadir 1 taza de agua y hervir. Cocinar por 5 minutos y remover del fuego. Dejar enfriar completamente.

Lavar el pimiento y cortarlo por la mitad. Remover las semillas y rama. Cortar en anillos pequeños y dejar a un lado.

Pelar el nudo de jengibre y trozarlo. Dejar a un lado.

Combinar la alcachofa, espinaca, frijoles verdes, pimiento y jengibre en una licuadora, y pulsar. Transferir a un vaso y refrigerar por 10 minutos antes de servir.

Información nutricional por porción: Kcal: 95, Proteínas: 11.9g, Carbohidratos: 29.4g, Grasas: 1.3g

44.   Jugo de Naranja y Pera

Ingredientes:

1 naranja mediana, sin piel

1 pera mediana, en trozos

1 ciruela entera, sin carozo

1 limón entero, sin piel

1 onza de agua

Preparación:

Pelar la naranja y dividirla en gajos. Cortar cada gajo por la mitad y dejar a un lado.

Lavar la pera y cortarla por la mitad. Remover el centro y trozar. Dejar a un lado.

Lavar la ciruela y cortarla por la mitad. Remover un carozo y trozar.

Pelar el limón y cortar en cuartos. Dejar a un lado.

Combinar la naranja, pera, ciruela y limón en una licuadora, y pulsar. Transferir a un vaso y añadir el agua.

Puede agregar menta picada para más sabor. Añadir hielo picado y servir inmediatamente.

Información nutricional por porción: Kcal: 166, Proteínas: 2.9g, Carbohidratos: 55.4g, Grasas: 0.8g

45.   Jugo de Zanahoria y Pomelo

Ingredientes:

2 zanahorias medianas, en rodajas

1 pomelo entero, en gajos

1 taza de Lechuga romana, rallada

1 taza de menta fresca, en trozos

1 lima entera, sin piel

Preparación:

Lavar y pelar las zanahorias. Cortar en rodajas finas y dejar a un lado.

Pelar el pomelo y dividirlo en gajos. Cortar cada gajo por la mitad y dejar a un lado.

Lavar la lechuga bajo agua fría. Rallar y rellenar un vaso medidor. Reservar el resto.

Lavar la menta y ponerla en un tazón mediano. Añadir 1 taza de agua caliente y dejarla reposar por 10 minutos. Colar levemente y dejar a un lado.

Pelar la lima y cortarla por la mitad. Dejar a un lado.

Combinar las zanahorias, pomelo, lechuga, menta y lima en una licuadora, y pulsar. Transferir a un vaso y añadir hielo picado antes de servir.

Información nutricional por porción: Kcal: 147, Proteínas: 4.7g, Carbohidratos: 46.8g, Grasas: 1.1g

## 46.	Jugo de Acelga

Ingredientes:

2 tazas de Acelga, en trozos

1 taza de col rizada fresca, en trozos

1 taza de verdes de ensalada, en trozos

1 limón entero, sin piel

1 taza de pepino, en rodajas

¼ cucharadita de jengibre, molido

Preparación:

Combinar la acelga, col rizada y verdes de ensalada en un colador grande. Lavar bajo agua fría. Colar y trozar. Dejar a un lado.

Pelar el limón y cortarlo por la mitad. Dejar a un lado.

Lavar el pepino y cortarlo en rodajas finas. Rellenar un vaso medidor y reservar el resto en la nevera. Dejar a un lado.

Combinar la acelga, col rizada, verdes de ensalada, limón y pepino en una licuadora. Pulsar.

Transferir a un vaso y añadir el jengibre.

Servir frío.

Información nutricional por porción: Kcal: 57, Proteínas: 6.3g, Carbohidratos: 17.8g, Grasas: 1.2g

47. Jugo de Brócoli y Brotes de Bruselas

Ingredientes:

1 taza de brócoli, en trozos

1 taza de Brotes de Bruselas, por la mitad

1 taza de pepino, en rodajas

1 lima entera, sin piel

¼ cucharadita de jengibre, molido

Preparación:

Lavar el brócoli y recortar las capas externas. Trozar y rellenar un vaso medidor. Dejar a un lado.

Lavar los brotes de Bruselas y recortar las hojas externas. Cortar cada brote por la mitad y rellenar un vaso medidor. Reservar el resto. Dejar a un lado.

Pelar la lima y cortarla por la mitad.

Combinar el brócoli, brotes de Bruselas, pepino y lima en una licuadora, y pulsar. Transferir a un vaso y añadir el jengibre.

Agregar cubos de hielo y servir inmediatamente.

Información nutricional por porción: Kcal: 63, Proteínas: 6.1g, Carbohidratos: 19.5g, Grasas: 1.2g

48.   Jugo de Arándanos y Palta

Ingredientes:

2 tazas de moras

1 taza de palta, en cubos

1 manzana mediana, sin centro

¼ cucharadita de jengibre, molido

Preparación:

Poner las moras en un colador y lavar bajo agua fría. Colar y dejar a un lado.

Pelar la palta y cortarla por la mitad. Remover el carozo y cortar en cubos. Rellenar un vaso medidor y reservar el resto en la nevera.

Lavar la manzana y cortarla por la mitad. Remover el centro y trozar. Dejar a un lado.

Combinar las moras, palta y manzana en una licuadora, y pulsar. Transferir a un vaso y añadir el jengibre.

Agregar hielo y servir inmediatamente.

Información nutricional por porción: Kcal: 342, Proteínas: 7.7g, Carbohidratos: 63.2g, Grasas: 23.7g

49.   Jugo de Frambuesa y Pera

Ingredientes:

1 taza de frambuesas

1 pera grande, en trozos

1 limón entero, sin piel

1 manzana verde pequeña, sin centro

Preparación:

Lavar las frambuesas usando un colador. Colar y dejar a un lado.

Lavar la pera y cortarla por la mitad. Remover el centro y trozar. Dejar a un lado.

Pelar el limón y cortarlo por la mitad. Dejar a un lado.

Lavar la manzana y cortarla por la mitad. Remover el centro y trozar. Dejar a un lado.

Combinar las frambuesas, pera, limón y manzana en una licuadora, y pulsar. Transferir a un vaso y añadir hielo antes de servir.

Información nutricional por porción: Kcal: 214, Proteínas: 3.6g, Carbohidratos: 74.7g, Grasas: 1.6g

50. Jugo de Coco y Zapallo

Ingredientes:

1 taza de zapallo calabaza, en rodajas

1 pera mediana, en trozos

1 taza de pepino, en rodajas

1 lima entera, sin piel

1 onza de agua de coco

Preparación:

Pelar el zapallo calabaza y remover las semillas con una cuchara. Cortar en cubos pequeños y rellenar un vaso medidor. Reservar el resto para otra receta.

Lavar la pera y cortarla por la mitad. Remover el centro y trozar. Dejar a un lado.

Lavar el pepino y cortarlo en rodajas finas. Rellenar el vaso medidor y reservar el resto en la nevera. Dejar a un lado.

Pelar la lima y cortarla por la mitad. Dejar a un lado.

Combinar el zapallo, pera, pepino y lima en una licuadora. Pulsar, transferir a un vaso y añadir el agua de coco.

Agregar hielo y servir inmediatamente.

Información nutricional por porción: Kcal: 120, Proteínas: 2.4g, Carbohidratos: 37.6g, Grasas: 0.7g

51. Jugo de Kiwi y Papaya

Ingredientes:

4 kiwis enteros, sin piel

2 papaya pequeña, en trozos

1 cucharada de albahaca fresca, picada

1 banana grande, sin piel

1 taza de pepino, en rodajas

Preparación:

Pelar los kiwis y cortarlos por la mitad. Dejar a un lado.

Pelar la papaya y cortarla por la mitad. Remover las semillas y cortar en cubos pequeños. Dejar a un lado.

Pelar la banana y trozarla. Dejar a un lado.

Lavar el pepino y cortarlo en rodajas finas. Rellenar un vaso medidor y reservar el resto. Dejar a un lado.

Combinar los kiwis, papaya, albahaca, banana y pepino en una licuadora, y pulsar. Transferir a un vaso y añadir hielo antes de servir.

Información nutricional por porción: Kcal: 365, Proteínas: 6.5g, Carbohidratos: 107g, Grasas: 2.8g

52. Jugo de Pimiento y Brócoli

Ingredientes:

1 pimiento rojo grande, en trozos

1 taza de brócoli, en trozos

1 taza de pepino, en rodajas

1 tallo de apio grande, en trozos

¼ cucharadita de jengibre, molido

Preparación:

Lavar el pimiento y cortarlo por la mitad. Remover las semillas y rama. Cortar en rodajas finas y dejar a un lado.

Lavar el brócoli y recortar las capas externas. Trozar y dejar a un lado.

Lavar el pepino y cortarlo en rodajas finas. Rellenar un vaso medidor y reservar el resto en la nevera.

Lavar el tallo de apio y cortarlo en piezas pequeñas. Dejar a un lado.

Combinar el pimiento, brócoli, pepino y apio en una licuadora, y pulsar. Transferir a un vaso y añadir el jengibre.

Refrigerar por 10 minutos antes de servir.

Información nutricional por porción: Kcal: 71, Proteínas: 4.9g, Carbohidratos: 19.7g, Grasas: 1g

53.   Jugo de Cantalupo y Naranja

Ingredientes:

1 taza de cantalupo, en cubos

1 naranja pequeña, sin piel

1 taza de menta fresca, en trozos

1 limón entero, sin piel

¼ cucharadita de jengibre, molido

Preparación:

Cortar el cantalupo por la mitad. Remover las semillas y cortar un gajo mediano. Pelarlo y cortar en cubos pequeños. Reservar el resto en la nevera.

Pelar la naranja y dividirla en gajos. Cortar cada gajo por la mitad y dejar a un lado.

Lavar la menta bajo agua fría. Colar y romper con las manos. Dejar a un lado.

Pelar el limón y cortarlo por la mitad. Dejar a un lado.

Combinar el cantalupo, naranja, menta y limón en una licuadora, y pulsar. Transferir a un vaso y añadir el jengibre.

Agregar hielo antes de servir.

Información nutricional por porción: Kcal: 104, Proteínas: 3.8g, Carbohidratos: 33.2g, Grasas: 0.8g

54. Jugo de Tomate y Verdes

Ingredientes:

7 tomates cherry, por la mitad

2 tazas de Acelga, en trozos

2 tazas de verdes de ensalada, en trozos

1 taza de pepino, en rodajas

1 puerro entero, en trozos

Preparación:

Lavar los tomates y remover las hojas. Cortar por la mitad y dejar a un lado.

Combinar la acelga y verdes de ensalada en un colador grande. Lavar bajo agua fría. Colar y romper con las manos. Dejar a un lado.

Lavar el pepino y cortar en rodajas finas. Rellenar un vaso medidor y reservar el resto.

Lavar el puerro y cortar en trozos pequeños. Dejar a un lado.

Combinar los tomates, acelga, verdes de ensalada, pepino y puerro en una licuadora, y pulsar. Transferir a un vaso y refrigerar por 10 minutos antes de servir.

Información nutricional por porción: Kcal: 91, Proteínas: 6.2g, Carbohidratos: 25.7g, Grasas: 1.1g

55.   Jugo de Mango y Cítricos

Ingredientes:

1 taza de mango, en trozos

1 limón entero, sin piel

1 lima entera, sin piel

1 manzana verde pequeña, sin centro

1 cucharada de agua de coco

¼ cucharadita de canela, molida

Preparación:

Pelar el mango y cortar en trozos pequeños. Rellenar un vaso medidor y reservar el resto.

Pelar el limón y la lima. Cortarlos por la mitad y dejar a un lado.

Lavar la manzana y cortarla por la mitad. Remover el centro y trozar. Dejar a un lado.

Combinar el mango, limón, lima y manzana en una licuadora, y pulsar. Transferir a un vaso y añadir el agua de coco y canela.

Agregar hielo picado y servir inmediatamente.

Información nutricional por porción: Kcal: 178, Proteínas: 2.8g, Carbohidratos: 53.4g, Grasas: 1.1g

56. Jugo de Remolacha y Col Rizada

Ingredientes:

1 remolacha entera, en rodajas

1 taza de col rizada fresca, en trozos

1 manzana verde pequeña, sin centro

1 naranja pequeña, sin piel

¼ cucharadita de jengibre, molido

Preparación:

Lavar y recortar la remolacha. Pelarla y cortar en rodajas finas. Dejar a un lado.

Poner la col rizada en un colador y lavar. Colar y romper con las manos. Dejar a un lado.

Lavar la manzana y cortarla por la mitad. Remover el centro y cortar en trozos pequeños. Dejar a un lado.

Pelar la naranja y dividir en gajos. Cortar cada gajo por la mitad y dejar a un lado.

Combinar la remolacha, col rizada, manzana y naranja en una licuadora, y pulsar. Transferir a un vaso y añadir el jengibre.

Agregar hielo picado y servir inmediatamente.

Información nutricional por porción: Kcal: 153, Proteínas: 5.7g, Carbohidratos: 44.6g, Grasas: 1.1g

57.   Jugo de Arándanos y Kiwi

Ingredientes:

1 taza de arándanos

2 kiwis enteros, sin piel

1 limón entero, sin piel

1 taza de cantalupo, en cubos

1 cucharada de agua de coco

Preparación:

Poner los arándanos en un colador. Lavar y colar. Dejar a un lado.

Pelar los kiwis y limón. Cortar por la mitad y dejar a un lado.

Cortar el cantalupo por la mitad. Remover las semillas y cortar un gajo grande. Pelarlo y trozar. Rellenar un vaso medidor y reservar el resto en la nevera.

Combinar los arándanos, kiwi, limón y cantalupo en una licuadora, y pulsar. Transferir a un vaso y añadir el agua de coco.

Refrigerar 10 minutos antes de servir.

Información nutricional por porción: Kcal: 196, Proteínas: 4.6g, Carbohidratos: 59.8g, Grasas: 1.6g

58.   Jugo de Coliflor y Espinaca

Ingredientes:

5 floretes de coliflor, en trozos

1 taza de espinaca fresca, en trozos

1 taza de semillas de granada

1 onza de agua

¼ cucharadita de jengibre, molido

Preparación:

Lavar los floretes de coliflor y trozarlos en piezas pequeñas. Rellenar un vaso medidor y reservar el resto.

Cortar la parte superior de la granada. Bajar hacia cada membrana blanca y retirar las semillas. Rellenar un vaso medidor y dejar a un lado.

Combinar la coliflor, espinaca y granada en una licuadora, y pulsar. Transferir a un vaso y añadir el agua y jengibre.

Agregar hielo y servir inmediatamente.

Información nutricional por porción: Kcal: 162, Proteínas: 3.1g, Carbohidratos: 47,6g, Grasas: 1.6g

OTROS TITULOS DE ESTE AUTOR

70 Recetas De Comidas Efectivas Para Prevenir Y Resolver Sus Problemas De Sobrepeso: Queme Calorías Rápido Usando Dietas Apropiadas y Nutrición Inteligente

Por

Joe Correa CSN

48 Recetas De Comidas Para Eliminar El Acné: ¡El Camino Rápido y Natural Para Reparar Sus Problemas de Acné En 10 Días O Menos!

Por

Joe Correa CSN

41 Recetas De Comidas Para Prevenir el Alzheimer: ¡Reduzca El Riesgo de Contraer La Enfermedad de Alzheimer De Forma Natural!

Por

Joe Correa CSN

70 Recetas De Comidas Efectivas Para El Cáncer De Mama: Prevenga Y Combata El Cáncer De Mama Con una Nutrición Inteligente y Alimentos Poderosos

Por

Joe Correa CSN

www.ingramcontent.com/pod-product-compliance
Lightning Source LLC
Chambersburg PA
CBHW030253030426
42336CB00009B/370